SUR LA VALEUR

Diagnostique, pronostique et thérapeutique

DE LA

PONCTION LOMBAIRE

DANS LES FRACTURES DU CRANE ET DU RACHIS

PAR

Le D' François BERNASCONI

Ancien Interne des Hôpitaux d'Alger.

LYON

A. REY & Cie, IMPRIMEURS-ÉDITEURS DE L'UNIVERSITÉ

4, RUE GENTIL, 4

1902

SUR LA VALEUR

Diagnostique, Pronostique et Thérapeutique

DE LA

PONCTION LOMBAIRE

DANS LES FRACTURES DU CRANE ET DU RACHIS

SUR LA VALEUR

Diagnostique, pronostique et thérapeutique

DE LA

PONCTION LOMBAIRE

DANS LES FRACTURES DU CRANE ET DU RACHIS

PAR

Le Dr François BERNASCONI

Ancien Interne des Hôpitaux d'Alger.

LYON

A. REY & Cie, IMPRIMEURS-ÉDITEURS DE L'UNIVERSITÉ

4, RUE GENTIL, 4

1902

*Nous dédions ce modeste travail à la mémoire véné-
rée de notre père qui, par son intelligence, son apti-
tude au travail et son économie, nous a laissé les res-
sources nécessaires pour cultiver notre esprit et entrer
dans la voie des sciences médicales.*

*Nous le dédions à notre mère, en témoignage de la
profonde affection que nous avons pour elle.*

*Il est un devoir bien doux que nous avons à cœur de
remplir ; c'est d'adresser à nos maîtres de l'école et
des hôpitaux d'Alger l'expression de nos sincères
remerciements et de notre profonde reconnaissance
pour les excellentes leçons et les bons conseils qu'ils
n'ont cessé de nous prodiguer pendant le temps que
nous avons passé avec eux.*

*Nous adressons tout d'abord à la mémoire du pro-
fesseur Gemy un inoubliable souvenir.*

*MM. les professeurs Planteau, Trolard, Rey, Cres-
pin, Labbé, Brault, dont nous avons eu l'honneur
d'être l'élève, ont droit à nos remerciements.*

*Que MM. les professeurs Bruch, Moreau, Cochez,
Goinard, Trabut, Caussidou, Sabadini, Raynaud,
Murat, dans les services desquels nous avons passé
notre temps d'externat et d'internat, reçoivent l'expression de notre vive gratitude.*

Nous avons eu le privilège de terminer notre internat dans le service de M. Vincent, professeur de clinique chirurgicale. Que ce maître soit assuré de notre reconnaissance pour son excellent enseignement.

Que M. le professeur Curtillet, qui nous a inspiré notre thèse et a bien voulu nous aider de ses conseils, soit assuré de notre entier dévouement pour les nombreuses marques de bienveillance et de sympathie que nous avons sans cesse reçues de lui.

A tous nos maîtres de Lyon nous offrons l'hommage de notre respect et de notre admiration.

Que M. le professeur Poncet veuille bien agréer l'expression de notre respectueuse gratitude pour l'honneur qu'il nous fait en acceptant de présider cette thèse.

INTRODUCTION

Récemment, MM. Tuffier et Milian attirèrent l'attention sur la teinte hématique du liquide céphalo-rachidien retiré par ponction lombaire dans un cas de fracture du crâne. (Société de biologie, séance du 25 mai 1901) et conclurent que cette coloration pouvait être « d'une très grande utilité pour le diagnostic d'une fracture du crâne ».

Séduit par ce moyen aussi facile qu'élégant de faire le diagnostic souvent très difficile des traumatismes craniens et, sur les conseils de M. le professeur Curtillet, nous avons ponctionné tous les malades que nous avons eu l'occasion d'observer, atteints de traumatismes du crâne et du rachis.

Malheureusement, publiées maintenant, nos observations perdent un peu de leur valeur, car depuis les premières communications de MM. Tuffier et Milian, beaucoup de chirurgiens se sont attachés à étudier cette question et à l'heure actuelle, on est à peu près fixé sur la valeur seméiologique de la coloration du liquide céphalo-rachidien. Cependant, nous n'hésitons pas à les rapporter dans ce travail, qui doit être notre thèse inaugurale, car elles présentent, à notre avis, un certain intérêt, puisqu'elles sont inédites.

Pour mener à bien notre tâche, voici le plan que nous avons adopté :

Dans un premier chapitre, nous ferons l'historique de la question. Dans le second nous exposerons la technique de la ponction lombaire en insistant sur quelques points spéciaux. Dans un troisième, nous étudierons le liquide céphalo-rachidien et les diverses modifications qu'il peut subir à la suite des traumatismes du crâne et du rachis.

Dans le quatrième, nous discuterons la valeur diagnostique, pronostique et thérapeutique de la ponction lombaire dans les fractures du crâne et de la colonne vertébrale.

Enfin, dans un cinquième chapitre, après l'exposé de nos observations, nous écrirons nos conclusions.

SUR LA VALEUR

Diagnostique, Pronostique et Thérapeutique

DE LA

PONCTION LOMBAIRE

DANS LES FRACTURES DU CRANE ET DU RACHIS

CHAPITRE PREMIER

HISTORIQUE

La ponction lombaire fut proposée pour la première fois par Léonard Corning, de New-York en 1885, et tentée ensuite dans un but thérapeutique par Quincke (de Kiel) qui fit à ce sujet une première communication en 1891.

Depuis la « lumbal punction » a été en Allemagne, l'objet de nombreuses discussions dans les Sociétés de médecine et dans les différents Congrès.

En France, après plusieurs années d'hésitation, elle entra avec Netter[1] d'une façon définitive dans le domaine de la clinique et fut étudiée, tant au point de vue du diagnostic que de la thérapeutique, dans de nombreuses affections de l'axe cérébro-spinal et de ses enveloppes.

[1] Netter, *Semaine médicale*, 1898,

Bien des auteurs cherchèrent si elle ne pouvait pas servir à établir le diagnostic des hémorragies du névraxe par l'aspect sanguinolent, la couleur sanglante du liquide céphalo-rachidien.

Parmi ces auteurs nous trouvons Otto Kyliani[1] aux Etats-Unis, et Fürbringer[2] Jacobi et Stadelmann[3] en Allemagne.

Les uns conclurent à l'appui, les autres à l'encontre de cette hypothèse. Parmi les premiers il faut citer Stadelmann qui prétendit, à la suite de ses recherches, que la ponction était capable de fournir parfois des renseignements utiles dans les cas restés obscurs en l'absence de commémoratifs et dit avoir pu reconnaître ainsi des fractures du crâne latentes.

Plus récemment, MM. Tuffier et Milian reprirent cette étude dans quelques cas de fractures du crâne.

En pratiquant la ponction lombaire dans un cas de fracture, ils constatèrent la présence du sang dans le liquide sous-arachnoïdien. Ils en firent la communication à la Société de Biologie (25 mai 1901).

Depuis, M. Tuffier rapporta une série d'observations à ce sujet, tant en son nom qu'en celui de M. Milian à la Société médicale des hôpitaux, à la Société de chirurgie, au quatorzième Congrès français de chirurgie et dans différents journaux médicaux.

Au début, ils attribuèrent à la coloration du liquide céphalo-rachidien une grande valeur diagnostique;

---

[1] Otto Kyliani, *New-York. med. Journ.*, 14 mars 1896.
[2] Fürbringer, *Berlin klin. Woch.*, 1897.
[3] Stadelmann, *ibid.*, 1897.

mais ayant eu l'occasion de répéter souvent leurs expériences, ils revinrent de leur première opinion et admirent que « la contusion cérébrale et les hémorragies spontanées pouvaient tout aussi bien que la fracture du crâne s'accompagner d'un épanchement sanguin dans le liquide céphalo-rachidien ».

A la suite de leurs communications furent publiées les observations successives de M. Tesson, interne des hôpitaux de Paris, de MM. Poirier, Rochard, Reynier, Gérard, Marchand, de M. Schwartz, reproduite dans la thèse de son élève, M. Marcel Boutier (thèse de Paris, 1902).

Pour tous ces auteurs, la ponction lombaire n'est qu'un renseignement de plus, mais elle ne peut servir au diagnostic, car on trouve du sang dans presque tous les cas de contusion cérébrale. Mais ils lui accordent, M. Rochard en particulier, une grande valeur thérapeutique.

Nous aurons, dans le cours de notre travail, l'occasion de citer les noms de ces auteurs et de mettre à profit leurs intéressantes communications.

CHAPITRE II

TECHNIQUE DE LA PONCTION LOMBAIRE

La rachicentèse consiste à ponctionner le cul-de-sac sous-arachnoïdien pour en retirer du liquide céphalorachidien. C'est une opération fort simple.

Elle peut se faire soit entre la troisième et la quatrième ou la quatrième et la cinquième vertèbre lombaire suivant la technique de Quincke, soit encore, suivant le procédé de Chipault entre la cinquième lombaire et le sacrum (ponction lombo-sacrée). Il n'y a aucun inconvénient à suivre l'un ou l'autre procédé.

Cependant, pour la majorité des chirurgiens, le lieu d'élection de la ponction est le quatrième espace lombaire. En effet, cet espace a l'avantage de pouvoir être déterminé avec plus de rapidité et de précision en se servant du point de repère indiqué par M. Marfan, qui consiste à mener une ligne horizontale, la ligne bi-iliaque, qui réunit horizontalement la partie la plus culminante des crêtes iliaques. Cette ligne croise toujours l'apophyse épineuse de la quatrième lombaire ; c'est un rapport invariable. Cette apophyse étant déterminée, il sera facile de trouver au-dessous l'espace interlamaire.

Ces rapports de la ligne bi-iliaque avec l'apophyse de la quatrième lombaire sont surtout d'une grande utilité lorsqu'il faut ponctionner des sujets gros. Dans ces cas, les apophyses ne sont pas saillantes et se déterminent difficilement à travers la couche plus ou moins épaisse de tissu adipeux qui les recouvre.

Pour notre part, nous avons toujours pratiqué nos ponctions dans le quatrième espace, à 1 centimètre à droite ou à gauche de la ligne médiane.

Nous avons utilisé des aiguilles en acier ou en platine iridié à court biseau, de différentes dimensions, suivant que nous avions affaire à des malades maigres ou gros. Nos aiguilles avaient 8 centimètres de longueur au minimum et 12 centimètres au maximum.

L'attitude qu'il convient de donner au patient peut être indifféremment la position assise ou le décubitus latéral.

Dans le premier cas, on fait asseoir le malade sur le bord du lit ou de la table d'opération, les jambes pendantes, le dos fléchi, les coudes appuyés sur les cuisses.

Cette attitude, dite « du gros dos », est recommandée par M. Tuffier. Elle a pour but de bien faire saillir les apophyses épineuses et de produire le maximum d'écartement des vertèbres lombaires.

La deuxième attitude, le décubitus latéral gauche ou droit, est celle qui a été préconisée par Quinke et Chipault. Le patient peut se coucher sur un côté ou sur l'autre, le plus près possible du bord du lit ou de la table d'opération, le dos suffisamment fléchi, les cuisses en flexion forcée sur le ventre.

Cette deuxième position, qui peut être employée dans tous les cas, est surtout applicable aux malades dont l'état comateux ne permet pas la station assise.

Nous lui préférons cependant la position assise, toutes les fois que cette dernière peut être employée sans inconvénient pour le malade.

Nous n'insisterons pas sur les précautions antiseptiques qui devront être prises par l'opérateur. Elles devront être des plus rigoureuses.

Donc, quelle que soit la position choisie, les règles de l'antisepsie ayant été observées, on déterminera l'apophyse de la quatrième lombaire en menant la ligne bi-iliaque et on ponctionnera au-dessous dans le quatrième espace à 1 centimètre en dehors de la ligne épineuse[1].

L'aiguille sera légèrement dirigée en haut et en dedans. Chez l'enfant on peut l'enfoncer directement sur la ligne médiane. Le ligament interépineux offre moins de résistance et les apophyses sont moins imbriquées que chez l'adulte.

---

[1] M. Delbet a présenté dernièrement à la Société de chirurgie, au nom de M. Juvara (de Jassy) un instrument destiné à faciliter la ponction lombaire. C'est un instrument ressemblant à un couteau de table dont la lame est émoussée sur les deux bords.

On applique transversalement l'un des bords de cet instrument au niveau du quatrième espace interépineux. En appuyant un peu, le bord de la lame déprime les tissus et se place également entre les deux apophyses épineuses et permet de reconnaître, dit M. Juvara *(Semaine médicale*, 1902, n° 9*)* avec précision le point où il faut ponctionner. Il suffira d'enfoncer l'aiguille juste au-dessous de la lame de l'instrument.

Nous croyons qu'il est bien inutile de compliquer l'instrumentation de la ponction. On arrive à acquérir facilement et rapidement l'expérience nécessaire pour la pratiquer sans tâtonnement.

L'aiguille, pour arriver dans l'espace sous-arachnoïdien devra traverser les différents plans suivants :

1° La peau ; 2° le fascia superficialis ; 3° l'aponévrose
sacro-lombaire ; 4° la masse musculaire sacro-lombaire ;
5° les ligaments jaunes constituant une couche épaisse
de 4 à 5 millimètres. Ils sont formés de tissu élastique
et offrent à l'aiguille une certaine résistance quelquefois très forte, à tel point que l'on a la sensation de
buter contre une lame osseuse ; 6° l'espace épidural,
compris entre le périoste et la dure-mère. C'est un vaste
espace en grande partie comblé par du tissu cellulaire,
de la graisse molle et fluide et par de nombreux plexus
veineux s'anastomosant entre eux ; 7° la dure-mère
formant un manchon autour de la moelle, de constitution fibreuse et opposant à l'aiguille qui doit la perforer
une certaine résistance appréciable et caractéristique ;
8° l'espace arachnoïdien, cavité virtuelle limitée par
les deux feuillets de l'arachnoïde ; 9° l'espace sous-
arachinoïdien dans lequel l'aiguille doit s'arrêter. C'est
dans cet espace que se trouve le liquide céphalo-
rachidien.

Lorsque l'aiguille aura pénétré dans cet espace, on
verra sourdre du pavillon le liquide par gouttes plus ou
moins pressées et quelquefois par jet assez puissant.
Cependant il peut arriver que, l'aiguille, ayant pénétré
dans l'espace, le liquide n'apparaisse pas. Si on a la sensation d'avoir passé entre les deux lames et d'avoir perforé le ligament jaune, il ne faudra pas se hâter de la
retirer. En effet, elle peut être obstruée par une parcelle
de muscle, d'aponévrose ou par un caillot sanguin. Il
suffira parfois d'une simple aspiration avec une

seringue de Pravaz ou encore de l'introduction d'un fil de platine dans toute la longueur de l'aiguille pour permettre au liquide de s'écouler.

La ponction n'est pas une opération douloureuse. Seule la piqûre de la peau est un peu sensible. Aussi, est-il inutile d'anesthésier le patient, ni même d'insensibiliser par une injection de cocaïne le point de pénétration de l'aiguille. Il est cependant des cas où on devra avoir recours à l'anesthésie. En effet, on peut avoir affaire à des malades indociles ou en proie à une très grande excitation. Nous avons donné du chloroforme à l'Arabe qui fait le sujet de l'observation III. Le malade faisait des mouvements brusques d'extension de sa colonne vertébrale et menaçait de briser l'aiguille entre les deux lames vertébrales. Nous avons eu également de grandes difficultés pour ponctionner le malade de l'observation XVII, et nous avons songé un moment à lui faire respirer un peu de chloroforme. C'était un alcoolique qui présentait des troubles sensitifs, tels qu'il était impossible de toucher sa région lombaire.

Supposons maintenant une ponction faite à un individu n'ayant pas de fracture ni de contusion du crâne ou du rachis, ni d'hémorragie du névraxe.

Le liquide qui s'écoulera, sera :

1° Ou limpide ;

2° Ou plus rarement sanguinolent.

1ᵉ Il sera limpide chaque fois que l'aiguille n'aura pas blessé de vaisseaux en traversant les différents plans que nous avons décrits plus haut.

2° Le liquide pourra être sanguinolent. Dans ce cas,

il faudra se montrer réservé, car il peut être hémorragique dans plusieurs circonstances :

a) L'aiguille, en traversant les tissus, peut piquer, soit une veine de la peau ou des muscles et donner issue à du sang pur.

Cet accident est assez fréquent. Nous avons eu l'occasion de le constater maintes fois, ayant vu faire à l'hopital civil de Mustapha, pendant notre internat, plus de deux cents rachicocaïnisations. Cet accident est facile à reconnaitre, car, seules, les premières gouttes qui s'écoulent sont teintées.

b) L'aiguille peut blesser soit un des vaisseaux contenus dans l'espace épidural[1], soit une veine pie mérienne.

c) L'aiguille, trop profondément enfoncée par un opérateur inexpérimenté, peut traverser de part en part la gaine dure-mérienne, venir buter contre la face postérieure des corps vertébraux et blesser une des veines du plexus veineux pré-dural[2].

« Il est facile de reconnaître l'origine du sang : si le sang vient d'une veine de l'espace épidural, cas ordinaire, il suffit d'enfoncer davantage l'aiguille pour

---

[1] L'espace épidural renferme des plexus veineux très nombreux qui entourent la gaine dure-mérienne au niveau de chaque lame et sont échelonnés sur toute la hauteur du canal. Ils se déversent dans le grand plexus pré-dure-mérien.

[2] Le plexus pré-dure-mérien forme une couche épaisse de plusieurs millimètres. Il se trouve au-devant de la gaine dure-mérienne, entre cette gaine et la face postérieure des corps vertébraux. Il est constitué par des veines à direction verticale, présentant entre elles de nombreuses anastomoses.

n'avoir plus qu'un écoulement de liquide céphalo-rachidien limpide, car le biseau sort de la veine pour pénétrer tout entier dans la cavité sous-arachnoïdienne.

Si le sang vient d'une veine pie-mérienne, cas plus rare, parce que le liquide céphalo-rachidien s'échappe avant qu'on aborde la moelle et son enveloppe pie-mérienne, il suffit de retirer un peu l'aiguille pour retomber dans la cavité sous-arachnoïdienne[1] ».

On reconnaîtra aussi facilement si le sang vient du plexus veineux prédural. Dans ce cas, il s'écoule d'abord quelques gouttes, grosses et espacées; puis comme la pression intra-veineuse est très faible, le sang s'échappe lentement et il se forme dans toute la longueur de l'aiguille un caillot qui en obstrue la lumière.

Lorsque le sang vient d'un épanchement intra-arachnoïdien, le liquide s'écoule avec facilité, on a beau imprimer des mouvements à l'aiguille « l'écoulement est toujours uniformément teinté ».

Comment doit-on recueillir le liquide et quelle quantité est-il nécessaire d'en retirer. — M. Tuffier insiste « sur la nécessité qu'il y a de recueillir le liquide qui s'écoule dans trois tubes différents, pour pouvoir tirer de son examen des conclusions exactes. Lorsqu'en effet les premières gouttes recueillies sont seules teintées de sang, ou lorsque le premier tube présente une coloration notablemment plus accentuée que les autres, il faut en conclure que le sang provient

---

[1] Tuffier. *Presse médicale,* 5 mars 1902.

simplement de la piqûre d'un vaisseau intra-dural survenue au moment de la ponction. Lorsqu'au contraire, le liquide recueilli présente, dans les trois tubes, une coloration d'intensité sensiblement égale, on est en droit d'en déduire que l'hémorragie provient d'un traumatisme plus grave qui a mélangé au liquide céphalo-rachidien une quantité notable de sang. L'épreuve des trois tubes a donc une grande importance et, dans aucun cas, elle ne doit être négligée [1] ».

Dans nos recherches, nous avons toujours suivi la recommandation de M. Tuffier. Nous avons recueilli le liquide dans trois tubes stérilisés, souvent même dans quatre et cinq tubes, et nous avons conclu à un épanchement sanguin sous-arachnoïdien, toutes les fois que la teinte était homogène et identique dans les différents tubes.

La quantité de liquide que l'on doit retirer variera suivant le degré de tension du liquide. On a pu facilement et sans danger pour le malade en retirer de 20 à 50 centimètres cubes.

Cette quantité doit être notable pour qu'il soit possible de juger de la coloration du liquide dans les trois tubes.

Nous verrons plus loin qu'il est recommandé par certains auteurs, au point de vue thérapeutique, de faire une ponction abondante. Cette soustraction de liquide aurait pour résultat de diminuer l'hypertension du liquide céphalo-rachidien et d'atténuer ainsi les symptômes plus ou moins accentués qui semblent résulter de cette hypertension.

[1] Tuffier, *Bullet. Soc. de chirurgie*, p. 1130, 1901.

Complications de la ponction lombaire. — Nous ne pouvons terminer cette étude de la ponction sans dire quelques mots sur les complications qu'elle peut entraîner,

Nous ne parlerons pas des complications septiques dues à un défaut de stérilisation de l'aiguille ou à un oubli des règles de l'antisepsie ; elles ne sont plus permises. Mais on a observé parfois dans les premières heures qui suivent la ponction quelques malaises, tels que vertiges, nausées, vomissements rachialgie. La céphalée a été donnée comme assez fréquente ; mais jamais on a noté d'accidents bien graves.

Fürbringer [1] a bien signalé des cas de mort, mais ces cas malheureux se sont produits chez des malades atteints de tumeur cérébrale et d'urémie brightique.

Il nous a été donné d'observer les symptômes pénibles dont nous venons de parler. Nous en ferons une étude plus détaillée lorsque nous traiterons de la valeur thérapeutique de la ponction. Cependant, qu'il nous soit permis déjà de dire que la ponction est une opération facile, n'entraînant pas d'accidents pouvant compromettre la vie des malades. On ne devra jamais négliger de la pratiquer quand on pourra en tirer des renseignements, des indications utiles.

---

[1] Fürbringer. — *Berlin. klin. Woch.*, 1er avril 1895.

CHAPITRE III

DU LIQUIDE CÉPHALO-RACHIDIEN ET DE SES MODIFICATIONS A LA SUITE DES TRAUMATISMES CRANIENS OU RACHIDIENS

Le liquide céphalo-rachidien ou sous-arachnoïdien, découvert par Cotugno en 1764, remplit les espaces sous-arachnoïdiens du crâne et du rachis et entoure de la sorte l'axe encéphalo-médullaire dans toute son étendue.

Il comprend non seulement le liquide péri-cérébral, mais aussi le liquide intra-ventriculaire et intra-épendymaire du cerveau et de la moelle. Les cavités ventriculaires et les espaces sous-arachnoïdiens communiquent entre eux. Les points de communication sont nombreux. Aussi le liquide contenu dans les ventricules est-il en rapport intime avec celui contenu dans les espaces sous-arachnoïdiens et peut-il subir les mêmes modifications que ce dernier dans les cas pathologiques.

Le liquide céphalo-rachidien est un liquide limpide, incolore, parfois légèrement citrin, Il est alcalin, non coagulable par la chaleur.

La densité, inférieure à celle du sérum sanguin, varie de 1.005 à 1.020.

L'homme en possède en moyenne de 1.10 à 150 grammes, mais cette quantité est extrêmement variable. En effet, elle varie suivant les âges. Elle est plus abondante chez le vieillard, en raison de l'atrophie sénile qui envahit progressivement chez lui la masse encéphalique. Cette augmentation est en rapport avec la diminution des centres nerveux. Elle est également variable suivant les états pathologiques.

La tension de ce liquide est toujours supérieure à la pression atmosphérique.

La reproduction en est très rapide. On a vu des malades atteints de fracture du crâne en perdre sans inconvénient jusqu'à 1 litre par jour (Tillaux. clinique chirurgicale).

Pour donner une analyse exacte, nous avons puisé dans l'ouvrage d'Armand Gautier, et nous rapportons les quatre analyses dues à Ch. Robin, Marchand, Méhu et Ch. Schmidt qui sont reproduites dans son livre[1].

	I	II	III	IV
Eau	987,00	986,02	989,02	984,60
Albumine.	1,10	1.10	1,38	
Graisses	0,09	0.05		
Cholestérine	0,21			6,49
Extrait alcoolique et aqueux moins les sels	2.75	2.23	0.40	
Lactate de soude. . .				
Chlorure potassique et sodique	6,14	7,87		
Phosphates terreux . .	0,10	0,10		
Sulfates de potasse et de soude.	0,20	0.11	9.20	8,92
Sel ammoniaque . . .	»			

[1] A Gautier, *Leçons de chimie biologique normale et pathologique.*

« L'analyse III est celle d'un liquide qui s'écoulait goutte par goutte par l'oreille depuis cinq jours à la suite d'une fracture du crâne. Il était alcalin. La chaleur ne le coagula que lorsqu'il eut été très légèrement acidulé d'acide acétique. Il ne contenait ni sucre ni urée.

L'analyse IV correspond à un cas d'hydrocéphalie chronique. »

Le liquide céphalo-rachidien à l'état physiologique est pur de tout élément globulaire. (Leucocyte, hématie), mais au cours de certains états pathologiques il peut subir des modifications, et renfermer des éléments cellulaires, des globules de pus, de la fibrine et des microbes divers.

A la suite de traumatismes craniens et rachidiens, produisant des hémorragies intracraniennes et intra-rachidiennes, le liquide peut changer d'aspect. Il peut se colorer et présenter tous les degrés de coloration : 1° depuis le rose excessivement pâle au rouge vif; 2° depuis le jaune clair au jaune citrin foncé.

Premier cas. — **Coloration variant du rose pâle au rouge vif.** — Dans ces cas le liquide céphalo-rachidien renferme des globules rouges et, suivant la quantité de ces globules, la teinte est plus ou moins prononcée. Cette teinte varie aussi suivant le moment où la ponction est pratiquée. Elle atteint son maximum d'intensité de vingt-quatre à quarante-huit heures après l'accident, puis elle va en diminuant progressivement en passant par des nuances de plus en plus claires pour disparaître entièrement au bout d'un temps plus ou moins long.

Regardé par transparence, le liquide est trouble, floconneux, quelquefois légèrement grumeleux. L'agitation détermine des ondes soyeuses dues aux mouvements des hématies en suspension. Lorsqu'on l'examine au microscope, on trouve des globules rouges en plus ou moins grande quautité. Les leucocytes se trouvent mêlés aux hématies dans les mêmes proportions que dans le sang normal, et les .différentes variétés de globules blancs s'y rencontrent également dans des proportions normales.

Lorsqu'on laisse déposer le liquide pendant vingt-quatre heures, ou qu'on le centrifuge, il se forme au fond du tube un culot rougeâtre formé par les globules. Ce culot est proportionnel comme volume à la quantité de hématies contenues dans le liquide. Le liquide céphalo-rachidien qui surnage est ordinairement jaunâtre, nous pourrions même dire que nous l'avons toujours trouvé jaunâtre. Cette coloration serait due, d'après M. Gilbert au pigment normal du sérum désigné sous les noms de *lipochrome* et de *lutérine* et pour lequel il propose l'appellation de *sérochrome*. « Cette matière colorante subit à l'état pathologique des variations de quantité en plus ou en moins, constituant des états auxquels pourraient être appliquées les désignations *d'hyper ou d'hyposérochrome* [1]. »

Deuxième cas. — **Coloration variant du jaune**

[1] *Société de Biologie*, novembre 1901.

pâle au jaune citrin foncé. — Dans ces cas le liquide ne renferme en général pas de globules rouges. Après centrifugation on ne trouve pas au fond du tube de culot formé par les hématies. Il ne renferme pas non plus de leucocytes, à moins toutefois que le milieu soit infecté.

Cette coloration peut avoir tous les degrés, depuis le jaune pâle au jaune citrin foncé, et quelquefois elle est si peu sensible qu'il faut, pour l'apprécier, examiner le liquide comparativement à de l'eau pure contenue dans un autre tube à essai.

Cette teinte jaunâtre peut tenir, d'après M. Tuffier, à deux causes : « 1° A la présence d'hémoglobine par hémolyse ce qui est rare et indique une hémorragie ancienne, dont les globules rouges sont rentrés dans la circulation générale, en laissant dans le rachis quelques-uns de leurs débris ; 2° à la présence de la *lutéine* seule, ce qui tient, soit à ce que l'hémorragie s'est faite dans les parties supérieures du névraxe et que les hématies soient retenues dans les anfractuosités du cerveau, les ventricules par exemple, tandis que le pigment diffuse de proche en proche par osmose, soit encore à ce que l'hémorragie s'est résorbée, ne laissant que le pigment colorant. »

M. Widal, qui eut l'occasion d'examiner un liquide céphalo-rachidien d'une coloration jaune intense recueilli chez un homme atteint d'hémorragie cérébrale, donne de cette coloration l'explication suivante : « Ni l'examen spectroscopique, ni l'examen chimique ne permit de décéler trace d'hémoglobine, comme M. Bard en a déjà fait la constatation. Il s'agissait donc d'un pigment dérivé de l'hémoglobine elle-même, pigment qui passe inaperçu dans le sérum sanguin et dans les diverses sérosités, parce que sa coloration se confond avec celle des humeurs. Il n'est décelable pour notre rétine que dans le liquide céphalo-rachidien en raison de la limpidité préalable de ce milieu. Au cours de certains ictères foncés et chroniques, le liquide céphalo-rachidien est coloré en jaune par un pigment dérivé de la bile, pigment également très diffusible et qui ne donne la réaction, ni de sels biliaires, ni de pigments biliaires comme nous avons pu le constater avec MM. Ravaut et Sicard. Le liquide céphalo-rachidien est donc particulièrement apte à mettre en évidence ces pigments dérivés en circulation dans le sang au cours de certains états pathologiques[1]. »

Pour M. Sicard, seule cette teinte jaunâtre constitue un élément de certitude en faveur d'une hémorragie du névraxe ou de ses annexes immédiates, les méninges Il n'accorde aucune valeur à l'aspet sanguinolent du liquide céphalo-rachidien pour faire le diagnostic des hémorragies du névraxe, car, dans la plupart des cas, prétend-il, cette couleur sanglante est déterminée par une hémorragie due à la piqûre d'une veine méningée ou d'une veine du plexus de la queue de cheval.

Cette teinte jaunâtre est bien moins fréquente que la teinte hématique. Nous ne l'avons rencontrée qu'une seule fois dans nos recherches. Dans un cas de fracture de la colonne vertébrale (obs. IX). La ponction fut faite quarante-huit heures après le traumatisme.

---

[1] *Société de biologie*, 3o novembre 1901.

Nous avons examiné soigneusement ce liquide : le spectroscope ne nous permit pas de déceler l'hémoglobine. Nous avons recherché les cristaux d'hémine en traitant ce liquide par l'acide acétique monohydraté en présence du chlorure de sodium ; la réaction fut négative. Enfin à l'examen microscopique nous n'avons pas trouvé d'éléments cellulaires.

Il faut donc admettre que cette teinte est due soit au pigment normal du sérum sanguin, la lutéine ou sérochrome, comme l'appelle M. Gilbert, soit à un pigment dérivé de l'hémoglobine comme le prétend M. Vidal.

CHAPITRE IV

1º VALEUR DIAGNOSTIQUE DE LA COLORATION DU LIQUIDE CÉPHALO-RACHIDIEN

La coloration hémorragique ou jaunâtre que présente parfois le liquide céphalo-rachidien à la suite d'un traumatisme peut-elle servir à faire le diagnostic de fractures du crâne ou du rachis, dans les cas où les signes cliniques habituels sont insuffisants ?

Cette coloration est-elle un signe permettant de résoudre le problème clinique souvent fort difficile qu'est le diagnostic des fractures du crâne ?

A la suite de nos recherches nous pouvons répondre, comme la plupart des chirurgiens qui ont étudié cette question, que ce signe n'a de la valeur que lorsqu'il est associé aux symptômes classiques des fractures, tels que écoulements de sang par le nez et les oreilles, ecchymoses mastoïdiennes, sous-conjonctivo-palpébrales, etc... Mais, à l'exclusion de ces symptômes, il est insuffisant ; il ne permet pas de faire le diagnostic, attendu qu'il suffit d'un épanchement sanguin provenant de la rupture soit des vaisseaux de la pie mère, soit des vaisseaux de la substance cérébrale, pour que la ponction donne un liquide teinté. Toutes les fois que la ponction sera positive, on sera en droit

d'affirmer que le traumatisme a déterminé un épanchement, mais on ne pourra pas dire qu'il s'est accompagné de fracture ; pas plus qu'un résultat négatif
de la ponction ne saurait permettre d'éliminer le diagnostic de fracture.

En effet, il est admis depuis longtemps, depuis les
travaux et les observations de Rouhaut, de Valsava,
de Morgagni, de Sanson, de Rémond, de Duret, de
Jacquet, de Ricard, de Weismann, de Breitung, etc...,
qu'une secousse du crâne, qu'une simple contusion
peut produire des ruptures de vaisseaux intra-craniens,
et amener ainsi un épanchement. Ces épanchements
ont pour origine soit les vaisseaux de la dure mère,
soit les vaisseaux de la pie-mère, soit les vaisseaux de
la substance cérébrale.

Sans vouloir faire l'anatomie pathologique des hémorragies intra-craniennes d'origine traumatique,
nous dirons, pour les besoins de notre étude, qu'on
peut les distinguer en quatre grands groupes. Elles
peuvent se produire : 1° Entre les os et la dure-mère ;
2° dans la cavité sous-arachnoïdienne, 3° sous la pie-
mère ; 4° dans l'épaisseur de la substance cérébrale.

Dans les trois dernières variétés seulement, le liquide
sera coloré. Il ne le sera pas dans la première, du moins
si l'on fait la ponction dans les quarante-huit heures
qui suivent l'accident, car il est permis de supposer
qu'au bout d'un certain temps l'hémoglobine et les
pigments dérivés pourront, par le phénomène d'osmose,
diffuser à travers les méninges et donner une coloration
jaunâtre au liquide sous-arachnoïdien.

On conçoit donc parfaitement qu'une fracture à la

voûte, produisant un épanchement extra-dural et ne s'accompagnant pas de déchirure des méninges ni de lésion de la substance nerveuse, ne puisse être diagnostiquée par la ponction qui, dans ce cas, serait négative. Or les épanchements extra-duraux constituent presque exclusivement les épanchements chirurgicaux ou traumatiques. Ils sont aussi les plus fréquents, ils constituent les 85 pour 100 des cas. C'est grâce à la faible adhérence de la dure-mère aux os, qu'ils peuvent se produire aussi souvent. Rappelons cette particularité anatomique :

La dure-mère adhère aux os du crâne par sa face externe, mais cette adhérence est loin d'être la même dans toutes les parties.

A la voûte cette adhérence est très faible, elle n'existe guère qu'au niveau des sutures. « C'est principalement dans la région temporo-pariétale et dans la région occipitale que ces adhérences ostéo-durales sont les plus faibles. Il y a là une zone spéciale où la dure-mère se laisse facilement décoller, non pas seulement par la pince de l'anatomiste, mais aussi par les épanchements sanguins qui se produisent à ce niveau à la suite d'une blessure de l'artère méningée moyenne.

Cette zone à laquelle Marchand (th., Paris 1880) a donné le nom de *zone décollable*, s'étend d'avant en arrière depuis le bord postérieur des petites ailes du sphénoïde jusqu'à 2 ou 3 centimètres de la protubérance occipitale interne, de haut en bas, depuis le voisinage du sinus longitudinal supérieur jusqu'à la ligne transversale qui réunit le sommet des petites ailes du sphénoïde à la base du rocher. Elle mesure en moyenne

13 centimètres de longueur, sur 12 centimètres de hauteur[1]. »

Grâce à cette faible adhérence, la dure-mère peut être souvent épargnée dans les fractures de la voûte. Dans la plupart des fractures de cette variété, si le traumatisme qui a produit la fracture n'a pas contusionné aussi le cerveau, la ponction donnera un résultat négatif.

Il n'en est pas de même pour les fractures de la base.

En effet, si l'adhérence de la dure-mère est très faible à la voûte, elle devient très intime au contraire à la base, surtout au niveau des parties saillantes, telles que l'apophyse crista galli, les apophyses clinoïdes antérieures et postérieures, le bord postérieur des petites ailes du sphénoïde, le bord supérieur des rochers. La dure-mère envoie en outre par sa face externe des prolongements nombreux à travers les trous de la base et se continue avec le périoste.

Supposons donc une fracture à la base : si les lèvres de cette fracture ont entre elles le moindre écartement, il s'ensuivra forcément une déchirure de la dure-mère qui présente des adhérences intimes avec l'os. L'épanchement qui se produira sera inter-dure-mérien et le liquide céphalo-rachidien pourra devenir hémorragique. Mais si la fracture n'est qu'une simple fissure étroite, sans écartement des lèvres, il n'y aura ni déchirure des enveloppes cérébrales ni épanchement et le

---

[1] Testut. — *Traité d'anatomie humaine.*

liquide donné par la ponction aura ses caractères normaux.

Dans les cas d'hémato-rachis également, d'origine
traumatique, le sang trouve pour s'épancher un vaste
espace, l'espace épidural situé entre la gaine dure-mérienne et la paroi interne du canal osseux. Si, dans les
cas de fracture vertébrale, la dure-mère a été épargnée,
la ponction sera négative. C'est ce qui a dû se passer dans
deux cas que nous avons observés. Chez ces malades, le
diagnostic de fracture était indiscutable, il fut confirmé
par le radioscopie et la radiographie. (obs. XIII-XIV).

En outre, comme pour le crâne, un choc portant sur
la colonne vertébrale peut produire une hématomyélie,
sans altération des os ni des appareils ligamenteux.
Cette variété d'hématomyélie, qui a été mise en doute
par Schmaus, a été affirmée à la suite de leurs expériences, par Gussenbauer, Wagner et Stolper [1].

Nous ne pensons pas que le liquide céphalo-rachidien ait été examiné dans des cas de ce genre, mais il est
raisonnable d'admettre que le sang des capillaires de la
moelle puisse colorer le liquide.

Pour nous résumer, disons que la teinte hémorragique
ne constitue pas un signe pathognomonique des fractures du crâne et du rachis. Associée à quelques-uns
des symptômes classiques, elle présente une certaine valeur diagnostique, mais seule, à l'exclusion de
tout autre signe clinique, elle ne peut nous renseigner,
car on retrouve du sang dans presque tous les cas de

---

[1] Déjerine et Thomas, *Traité de médecine de Brouardel et Gilbert*, t. IX.

contusion cérébrale. Les expériences de M. Demoulin
sont d'ailleurs fort concluantes. M. Demoulin présenta
à la Société de chirurgie (26 mars 1902) deux séries de
tubes à essais contenant du liquide céphalo-rachidien
fortement teinté et prélevé chez deux malades ayant
subi des traumatismes craniens. L'un de ces malades
était atteint de fracture, l'autre n'avait qu'une simple
contusion.

2o VALEUR PRONOSTIQUE

La présence du sang dans le liquide céphalo-rachidien n'implique pas toujours un pronostic très grave.
On peut, en effet, comme nous venons de le dire, avoir
un liquide coloré dans des cas de contusion cérébrale
guérissant en quelques jours (obs. XV, XVI, XVII,
XVIII). Cependant, il paraît y avoir un certain rapport
entre l'intensité de la coloration et la gravité de la
lésion. Ainsi tous nos malades chez lesquels la ponction a donné un liquide nettement hémorragique, sont
morts peu de temps après leur entrée à l'hôpital
(obs. I, II, IV). La coloration rouge cerise semble
donc indiquer une lésion étendue, une lésion grave.

Il ne s'ensuit pas que le liquide clair (Obs. XI) ou
rose clair permette de porter un pronostic bénin.
Cependant, tous nos malades chez lesquels la ponction
a donné un liquide très peu coloré ont guéri à l'excep-
tion d'un seul (obs. V).

Il faut faire des réserves sur la valeur pronostique
de cette coloration ; mais si cette valeur n'est pas encore

bien établie, on peut dire que la ponction peut donner des renseignements d'une réelle importance dans les cas de fracture avec plaie des téguments. En effet, par l'examen microscopique et les cultures du liquide obtenu, on saura si le foyer de la fracture est ou n'est pas infecté. On comprend toute la valeur de ces examens au point de vue du pronostic.

Nous renvoyons le lecteur à l'observation XI. Ce cas est d'autant plus intéressant que le liquide obtenu était incolore. L'examen cytologique démontra une polynucléose abondante, aussi le diagnostic de méningo-encéphalite pouvait-il être porté et devait-on se réserver sur le pronostic.

3° VALEUR THÉRAPEUTIQUE

M. Tuffier disait à la séance du 17 juillet (Société de chirurgie, 1901) : « Enfin, il n'est peut-être pas téméraire de penser que les ponctions pourront acquérir une valeur thérapeutique : La décompression des centres nerveux que nous recherchons par la trépanation pourrait-elle être obtenue plus simplement par une soustraction abondante de liquide céphalo-rachidien à l'aide de la ponction lombaire ? »

L'observation de M. Poirier sembla confirmer l'hypothèse de M. Tuffier. Son malade était atteint de fracture du crâne, et son état fut amélioré à la suite d'une ponction qui fit disparaître les vomissements et la céphalée [1].

[1] *Société de chirurgie*, séance du 4 décembre 1901.

M. Rochard vanta également la valeur thérapeutique de la ponction, en relatant les observations de deux malades qui furent soulagés, le premier après deux, et le deuxième après huit ponctions[2].

Enfin M. Schwartz eut à se louer de la ponction qui fit disparaître au bout de quarante-huit heures la céphalée très vive dont se plaignait un de ses malades atteint de fracture du crâne.

La ponction produisit des effets moins favorables chez nos malades :

Une seule fois, nous avons soulagé, après deux ponctions, un malade atteint de contusion cérébrale, qui se plaignait d'une douleur de tête intense (observat. XVII).

Mais si, dans ce cas, les ponctions firent disparaître ce symptôme, elles furent la cause de vertiges et de vomissements abondants. Souvent, d'ailleurs, nous avons remarqué l'apparition des mêmes phénomènes à la suite de la soustraction de liquide céphalorachidien.

Fréquemment, la ponction au lieu de diminuer la céphalée l'augmente d'intensité. Citons, comme exemple, le malade de l'observation X, qui se plaignait d'une légère céphalée, et qui eut des maux de tête d'une telle intensité à la suite de la ponction qu'il en garda le souvenir. Aussi, quand nous lui en proposâmes une deuxième quelques jours après, il préféra quitter l'hôpital plutôt que de se prêter encore à notre expérience.

---

[2] *Presse médicale*, n° 35, 1902.

Chez le malade de l'observation VII, atteint de fracture de la base, la céphalée devint plus forte après les deux premières ponctions qui lui furent faites, et s'accompagna également de vomissements. Ce n'est que le lendemain de la troisième évacuation qu'il fut légèrement amélioré. Devons-nous mettre sur le compte de la ponction cette amélioration qui survint près de vingt-quatre heures après cette dernière ?

Nous citerons encore le fait suivant : un homme de vingt-huit ans, L... Francisque fit une chute le mardi 17 juin 1902, à 1 h. 1/2 de l'après-midi, d'une hauteur de 2ᵐ50 ; la tête porta la première sur le pavé et il se fit une large plaie contuse au niveau de la bosse frontale gauche. Il ne perdit pas connaissance et ne présenta aucun phénomène de fracture, mais dans la soirée il eut une céphalée assez marquée. Il vint le lendemain à la clinique chirurgicale pour faire soigner sa plaie. Pensant à une contusion cérébrale, nous lui proposâmes une ponction lombaire pour nous rendre compte de · l'aspect du liquide céphalo-rachidien. Nous enlevâmes 20 centimètres cubes de liquide absolument clair. Pendant la ponction, la céphalée occipitale et frontale que le malade accusait à son entrée disparut. Mais quand on le transporta dans son lit, la céphalée frontale seule accompagnée de vertiges reparut avec plus d'intensité. Elle eut son acmé le lendemain, puis diminua progressivement pour s'éteindre cinq jours après.

M. Milian observa les mêmes accidents que nous venons de signaler : vertiges, vomissements, céphalalgie. Il les mentionna dans un article de la *Semaine médicale*[1]. Il vit même se produire un accident plus grave, un véritable ictus apoplectique, en ponctionnant un jeune homme de vingt-quatre ans qui présentait, outre une impuissance complète avec légère incontinence des urines et abolition des réflexes, de nombreux symptômes neurasthéniques : céphalée en casque, idées noires, etc. Il ne lui retira que 4 centimètres cubes de liquide. Immédiatement après cette petite opération, le malade eut un ictus qui dura trois à quatre minutes.

Nous n'avons pas une grande confiance dans la valeur thérapeutique de la ponction. En effet, si la décompression des centres nerveux suffisait, comme on le prétend pour soulager et quelquefois même guérir les malades, on devrait, il nous semble, toutes les fois que l'on produit cette décompression, obtenir une amélioration, sinon définitive, tout au moins passagère. Or, nous avons remarqué que, dans les cas malheureux, ceux qui se sont terminés par la mort (obs. I, II, IV, V), les évacuations de liquide sous-arachnoïdien, même très abondantes, n'ont produit aucun effet sensible.

Nous avons obtenu, il est vrai, une fois un soulagement notable dans un cas de contusion cérébrale, mais ce cas, en somme, paraissait bénin et nous nous demandons si cette diminution de la céphalée ne fut pas une simple coïncidence !

Nous sommes cependant loin de conclure à la non-valeur de la thérapeutique de la ponction ; puisque des auteurs comme MM. Poirier, Schwartz et Rochardont eurent à s'en louer. Cependant, nous sommes étonnés que

---

[1] *Semaine médicale*, n° 25, 18 juin 1902.

nos résultats ne concordent pas avec les leurs et nous nous demandons pourquoi nos ponctions ont été si souvent la cause des symptômes pénibles que nous avons décrits. Est-ce parce qu'elles ont été trop abondantes ? Nous n'avons jamais dépassé 5o centimètres cubes. Est-ce parce que nous avons laissé le liquide s'écouler trop rapidement ?

Ce sont autant de points qu'il reste à étudier.

Il faudra, néanmoins, toujours la pratiquer, puisqu'elle a donné des résultats heureux. Les malaises que que nous avons observés n'ont été, en somme, que passagers et ne peuvent pas être des contre-indications.

CHAPITRE V

OBSERVATIONS

Nous avons rangé nos observations en trois groupes :

Dans un premier, seront celles de fracture du crâne et du rachis avec ponction positive, c'est-à-dire avec liquide céphalo-rachidien coloré.

Dans le deuxième, celles de fracture avec ponction négative, c'est-à-dire avec liquide clair.

Enfin, dans le troisième, seront celles de contusion cérébrale avec ponction positive.

PREMIER GROUPE

Observations de fracture du crâne avec ponction positive.

OBSERVATION I (personnelle).

Fracture de la voûte et de la base. — Ponction lombaire.
Mort. — Autopsie.

A... J..., quarante ans, entre à la clinique médicale le 22 octobre 1901. Il est dans le coma.

D'après les renseignements que nous donne la famille, on l'aurait trouvé deux jours auparavant dans une cave dans laquelle il était descendu pour aller chercher un objet. Il était dans le décubitus dorsal sans connaissance, ne portant aucune contusion sur le crâne ni sur la face, ni trace d'otorrhagie et d'épistaxis.

Le médecin de la famille appelé le lendemain, trouva le malade dans le coma. Mais, comme à plusieurs reprises il l'avait soigné pour accès de paludisme, il pensa à une nouvelle atteinte de malaria, à un accès pernicieux. Il l'envoya immédiatement à l'hôpital.

L'interne de garde qui le reçut nous dit qu'au moment de son entrée, le malade était dans le coma, les membres en résolution. Sur les conseils du médecin traitant, il fit une injection de 2 grammes de chlorhydrate de quinine.

Le lendemain, 23, à la visite, nous trouvons le malade très agité, délirant, les membres en contracture, avec raideur de la nuque. Les pupilles sont très dilatées, sans être inégales. La commissure des lèvres abaissée à droite. Incontinence d'urines et de matières fécales. Langue rôtie, odeur typhique. Pouls très rapide. T = 38 degrés.

A cause de la raideur de la nuque et de la contracture des membres, le diagnostic de méningite cérébro-spinale est porté (il y avait à la même époque plusieurs cas de méningite cérébro-spinale épidémique dans les différents services de l'hôpital de Mustapha). Il fut ordonné une purgation et des bains tièdes.

Le lendemain 24, même état. Pour confirmer le diagnostic et en même temps dans un but thérapeutique, nous faisons *une ponction lombaire*. Nous retirons 15 centimètres cubes de liquide, mais contrairement à notre attente, le liquide, au lieu d'être purulent était hémorragique, couleur rouge cerise.

Le malade succombait dans la journée, deux jours après son entrée, sans avoir repris ses sens.

Autopsie. — Pas de contusion des téguments. On trouve une suffusion sanguine sous le muscle temporal gauche. Après avoir ruginé les surfaces osseuses, on trouve une félure située au-dessus de l'oreille gauche, s'étendant obliquement de bas en haut et d'avant en arrière, longue de 15 centimètres intéressant la portion écailleuse du temporal et la portion mastoïdienne.

Ouverture du crâne à la scie. La félure à la table externe ne correspond pas à l'endocrâne, mais au point correspondant à la fracture, on trouve un gros caillot extra-dural adhérant à l'os et comprimant la substance cérébrale. La méningée moyenne est intacte. Les méninges ne sont pas déchirées.

Au point diamétralement opposé à la fracture de la table externe, la substance cérébrale est atteinte de lésions de contusion destructive. Le lobe temporal est détruit sur une surface grande comme une pièce de 5 francs.

A la base, à l'étage moyen, nous trouvons une autre fracture, longue de 5 à 6 centimètres traversant obliquement cet étage et intéressant le rocher, la portion écailleuse du temporal et les grandes ailes du sphénoïde.

A la coupe du cerveau, pas de foyers hémorragiques.

OBSERVATION II (personnelle).

Fracture de la voûte et de la base. — Ponction lombaire.
Mort. — Autopsie.

K.. A..., dix-neuf ans, est transportée à l'hôpital civil de Mustapha le 7 décembre 1901 à 9 heures du matin.

Une heure auparavant, voulant se suicider, elle s'était jetée la tête en bas, du haut du boulevard Carnot (15 mètres de hauteur). A son arrivée à l'hôpital, elle est dans le coma, les membres en résolution complète. On ne remarque pas de plaie contuse des téguments, mais le sang s'échappe abondamment par le nez et les oreilles. Elle a une ecchymose palpébrale à l'œil droit et une ecchymose très large, s'étendant de la nuque aux parties latérales du cou et aux régions mastoïdiennes.

Nous faisons une ponction lombaire, la malade étant dans le décubitus latéral et retirons 15 centimètres cubes de liquide fortement teinté.

La malade ne reprend pas connaissance et meurt dans l'après-midi.

Autopsie. — Incision du cuir chevelu. Vaste hématome sur la ligne médiane de la voûte, s'étendant de la glabelle à l'occipital et sur les côtés dans les régions rétro-auriculaires.

Tous les téguments jusqu'au péricrâne sont infiltrés.

Après avoir mis le crâne à nu, on constate une fracture linéaire commençant à l'extrémité antérieure de la suture inter-pariétale. Elle traverse le frontal, d'arrière en avant et vient aboutir en obliquant au milieu de l'arcade orbitaire droite.

La suture inter-pariétale est disjointe jusqu'au lambda. Les dentelures des sutures lambdoïdes droite et gauche sont également disjointes jusqu'au niveau des astérions.

A partir des astérions et symétriquement des deux côtés, les sutures lambdoïdes se continuent par un trait de fracture qui, traversant l'apophyse mastoïde, gagne le conduit auditif et se prolonge antérieurement en suivant la face postérieure de ce conduit jusqu'à la pointe du rocher.

Ouverture du crâne à la scie. — Pas de déchirures des méninges à la convexité. Épanchement considérable sous-dure-mérien. Bouillie cérébrale de la convexité des hémisphères cérébraux. Bouillie des lobes temporaux.

Examen de la base. Pas de fracture de l'étage antérieur.

A l'étage moyen, au contraire, nous retrouvons les fractures que nous avons décrites il y a un instant et qui communiquent avec l'endocrâne.

Elles présentent également du côté de l'endocrâne un trajet absolument symétrique.

Elles commencent au niveau de la partie moyenne des fosses occipitales supérieures droite et gauche, traversent ces fosses obliquement d'arrière en avant et de haut en bas, gagnent les gouttières des sinus latéraux dont elles empruntent le trajet jusqu'à la base du rocher, en déchirant les parois des sinus. Quittant la gouttière latérale, elles passent sur la face postéro-supérieure des rochers, longent pendant un instant les gouttières pétreuses supérieures, traversent obliquement la crête des rochers, passent sur la face antéro-supérieure et viennent aboutir aux trous déchirés antérieurs.

Les rochers se trouvent ainsi sectionnés d'abord perpendiculairement au niveau de leur base, puis suivant leur grand axe. Les lèvres des fractures sont écartées et les méninges sont déchirées.

Enfin, par le trou occipital et venant du canal rachidien, écoulement de liquide sanguinolent.

OBSERVATION III (personnelle).

Fracture de la voûte avec embarrure, — Aphasie motrice pure.
— Epilepsie Jacksonienne. — Ponction lombaire. — Tré-
panation. — Guérison.

Le sujet de cette observation est un Arabe, âgé de vingt-huit ans, qui fut amené a l'hôpital civil à Mustapha, le 22 janvie 1902, à 2 heures de l'après-midi et fut reçu dans le service de M. le professeur Vincent, salle Larrey.

Etant pris de boisson, il s'était battu avec son frère dans la matinée et dans la lutte il reçut de ce dernier plusieurs coups de maillet de tonnelier sur la tête.

Au moment de son entrée, il était dans le coma et présentait une plaie contuse à l'arcade sourcilière gauche, longue de 3 centimètres, au niveau de laquelle l'os était dénudé, mais il ne paraissait pas y avoir de solution de continuité. Il avait, en outre, une épistaxis assez abondante et une forte ecchymose palpébrale gauche. Pas de trace d'otorragie.

L'interne de garde sutura la plaie et, mettant sur le compte de l'alcool, le coma dans lequel le malade était plongé, il ne poussa pas plus loin ses investigations.

Le lendemain 23, le malade était sorti de son coma et était très excité. *Nous pratiquâmes une ponction lombaire* et retirâmes 20 centimètres cubes de liquide céphalo rachidien dans trois tubes. Le liquide était rose clair et la teinte identique dans les différents tubes. L'examen cytologique donna une formule leucocytaire normale.

Pour pratiquer la ponction, nous fûmes obligé de faire respirer au malade un peu de chloroforme. Il était très excité, il raidissait par des mouvements brusques et désordonnés sa colonne vertébrale et il était impossible de le ponctionner.

Le résultat de cette ponction ayant fait penser à la possibilité d'une fracture du crâne, on enleva le pansement qui garantissait la plaie, pour se livrer à un examen plus minutieux de la boîte cranienne. On constata alors une dépression au niveau de la zone Rolandique gauche, ayant environ 7 centimètres de hauteur sur 4 centimètres de largeur. Pas de plaie des téguments.

Dans la soirée du 23, le malade eut plusieurs crises d'épilepsie Jacksonnienne. En présence de ces crises, on songea à la trépanation, mais la plaie de l'arcade sourcilière s'étant mise à suppurer, on fut obligé de différer l'intervention de crainte d'une infection de voisinage.

Le 24, il eut deux nouvelles attaques auxquelles nous avons pu assister. C'était des attaques d'épilepsie partielle droite à type brachio-facial,

Tout le territoire atteint par cette épilepsie était légèrement parésié. Le bras avait perdu une partie de sa force.

Il existait également une paralysie faciale droite; mais ce qui était surtout intéressant chez notre malade, c'est qu'il était atteint d'aphasie motrice pure. Les centres visuels, auditifs et graphiques étaient absolument intacts. La parole seule était altérée ; il prononçait des sons absolument baroques sans signification ; il lui était impossible d'articuler. Il écrivait et lisait très bien les chiffres, lecture qu'il traduisait par des gestes. Il comprenait parfaitement ce qu'on lui disait, exécutait au commandement une série d'actes faciles, tels que donner la main, tirer la langue, porter son verre à la bouche, etc.

Les divers modes de sensibilité n'étaient pas altérés. Le sens stéréognostique était aussi conservé. Les réflexes tendineux normaux.

Aucun trouble de la sensibilité ni de la motilité aux membres inférieurs.

Il s'agissait évidemment d'une compression de la zone corticale motrice et plus exactement du pied de la frontale ascendante et de la pariétale ascendante où sont localisés les centres moteurs de la face, de la langue, et le centre du membre supérieur.

Le malade eut encore une ou deux crises dans la soirée du 24. Depuis, plus rien.

Le 28, la plaie étant parfaitement cicatrisée, on opéra le malade, mais avant l'opération, pendant que le malade était sous l'anesthésie, nous eûmes la précaution de faire une *nouvelle ponction*. Le liquide *était redevenu absolument clair*.

Incision courbe du cuir chevelu. Au niveau des traits de fracture, suintement de sang artériel. A peine les fragments furent-ils mobilisés que le sang se mit à couler abondamment.

La méningée moyenne était déchirée. Les fragments furent rapidement enlevés. Au moment de leur extraction, la méningée moyenne donna à plein canal. Elle fut liée immédiatement.

Fait assez curieux, malgré la rupture du vaisseau méningé il n'existait pas d'hématome extra ou intra-dure-mérien. L'embarrure devait sans doute comprimer le vaisseau et empêcher ainsi l'épanchement de se former. Il est difficile d'expliquer autrement cette hémostase spontanée.

La dure mère était ouverte et on apercevait à travers cette déchirure la substance cérébrale en bouillie.

L'hémostase étant assurée, on sutura les téguments. Les suites opératoires furent bonnes Le malade sortit un mois après ayant presque entièrement recouvré la parole.

OBSERVATION IV (personnelle).

*Fracture du rocher et de l'occipital. — Ponction lombaire.
Mort. — Autopsie.*

A. ben K.. , garçon de ferme fit, dans la matinée du 24 avril 1902, une chute dans une cuve à vin ayant 3ᵐ5o de profondeur Il fut trouvé au fond de la cuve par ses camarades, perdant du sang par le nez et la bouche.

Amené le jour même à l'hôpital, il est profondément hébété, se plaint de la tête et de l'épaule. Il porte, en effet, à l'épaule une légère plaie contuse; mais à la tête on ne constate aucune lésion du cuir chevelu ni des os du crâne. Pas de traces d'otorragie, pas d'hémorragie palpébrale ni sous-conjonctivale. On trouve simplement des traces d'épistaxis. Rien du côté des sphincters, ni du côté des membres. Pas de contracture ni de paralysie.

Pendant la nuit du 24 il fut très excité et on eut beaucoup de peine à le maintenir dans son lit.

Le lendemain, 25, il se plaint d'une céphalalgie intense et de vertiges. Il a un léger ptosis à la paupière supérieure droite, de l'inégalité pupillaire, la droite étant plus dilatée que la gauche.

Il a, en outre, un léger degré de strabisme. Il est prostré.

P. — 6o, respiration régulière, température normale.

Nous pratiquons une ponction lombaire et retirons dans trois tubes 25 centimètres cubes de liquide franchement hémorragique, couleur rouge cerise.

Après la ponction, pas d'amélioration sensible ; au contraire, l'état s'aggrave et le malade succombe à 1 h. 1/2 de l'après-midi, trente heures après son accident.

Autopsie. — Nous faisons l'autopsie, aidé par notre ami le Dr Warot, prosecteur à l'Ecole.

A l'incision du cuir chevelu, on trouve de la suffusion sanguine au niveau de l'occipital et la région mastoïdienne droite. La table externe étant ruginée, on trouve deux fractures :

La première, une étroite fissure qui, partant de l'écaille occipitale, se dirige d'arrière en avant, gagne la suture pariéto-mastoïdienne droite légèrement disjointe et arrive sur l'écaille temporale qu'elle traverse de haut en bas et d'arrière en avant pour aboutir à la racine horizontale de zygoma, à 1 centimètre en avant de l'orifice externe du conduit auditif.

La deuxième est également une fissure excessivement étroite. Elle part de l'écaille occipitale, gagne le trou occipital en suivant un trajet parallèle à la crète occipitale externe et à 1 centimètre à droite de cette crète.

Ouverture du crâne à la scie. Les deux fractures communiquent avec l'endocrâne.

On trouve, en effet, une fêlure qui, partant de la fosse occipitale supérieure droite, suit d'abord un trajet horizontal, puis, changeant de direction, traverse le sillon du sinus latéral et gagne la face antérieure du rocher qu'elle suit jusqu'au trou déchiré antérieur.

La deuxième fissure est représentée par une ligne droite partant de la fosse occipitale supérieure droite et gagnant le trou occipital en suivant un trajet parallèle à la crète occipitale interne.

Ces fissures sont remarquables par leur étroitesse, elles ne présentent pas d'écartement entre leurs lèvres. Il n'existe à leur niveau ni déchirure, ni décollement des méninges. Pas de caillots extra- ou intra-dure-mériens. Pas de lésion de la substance cérébrale aux points correspondants aux fractures, mais nous trouvons au niveau des deux lobes frontaux un épanchechement sanguin considérable et, sous ce volumineux caillot, de la bouillie c cérébrale. Les deux lobes frontaux sont entièrement détruits. Cependant, les lésions sont plus étendues à gauche qu'à droite.

OBSERVATION V (personnelle).

Fracture du rocher. — Ponction lombaire. — Mort.
Autopsie.

X..., homme d'une trentaine d'années environ, fut trouvé sans connaissance, dans le décubitus dorsal, au fond d'une carrière de pierre, le 1er mai 1902, à 7 heures du matin. En suivant, pendant la nuit, le chemin qui borde la partie supérieure de la carrière, il avait fait une chute de 8 mètres environ. Il fut transporté à l'hôpital et placé dans le service de M. le professeur Rey, salle Sédillot.

A son entrée, il était dans le coma, les membres en résolution complète. Le pouls régulier battait à 84 ; la respiration était stertoreuse.

Il avait une otorragie gauche. Il ne portait pas de trace d'épistaxis Pas d'ecchymose palpébrale ni sous-conjonctivale.

Il avait des contusions multiples : 1° Une déchirure du pavillon de l'oreille droite ; 2° une plaie contuse du cuir chevelu de 2 centimètres de longueur, au niveau de la protubérance occipitale externe ; 3° une plaie contuse au-dessus de l'oreille gauche dans la région pariéto-temporale ; 4° une contusion au flanc droit.

Les plaies furent examinées avec soin et on ne constata pas au stylet de solution de continuité des os du crâne.

La colonne vertébrale fut examinée aussi avec soin, elle ne présentait aucune lésion.

Une ponction lombaire fut pratiquée par nous le même jour, à 11 heures du matin. Le liquide céphalo-rachidien s'écoula par gouttes pressées et on en recueillit 5o centimètres cubes dans cinq tubes. Ce liquide avait une teinte rose chair, identique dans les différents tubes. Il était trouble par transparence, floconneux. L'examen cystologique donna une formule leucocytaire normale.

Cette ponction abondante ne soulagea pas le malade. Il suc comba dans la soirée, sans avoir repris connaissance.

Autopsie. — Incision du cuir chevelu. On trouve de l'infiltration sanguine au niveau des points contusionnés. Après avoir ruginé la table externe au niveau de ces points contus, on aperçoit une fissure excessivement étroite qui, partant de la partie postérieure du bord supérieur à l'écaille temporale, traverse cette écaille de haut en bas, sectionne la racine horizontale du zygoma et vient aboutir à la paroi postérieure du conduit auditif externe qu'elle poursuivra jusqu'au sommet de la pyramide du rocher.

Ouverture du crâne à la scie. On ne trouve rien d'anormal à la voûte, les méninges sont en parfait état. On enlève le cerveau suivant le procédé classique et, examinant la région temporo-pariétale gauche, on constate que la fissure de la table externe communique avec l'endocrâne. Elle part du bord de l'écaille temporale, gagne la face antérieure du rocher et, longeant cette face, aboutit au trou déchiré antérieur. Le rocher est complètement sectionné dans toute sa longueur.

Cette fissure est également très étroite, sans le moindre écartement entre ses lèvres. A son niveau, la dure-mère est absolument intacte et il n'existe pas d'hématome intra- ou extra-dure-mérien. La substance cérébrale ne présente pas de lésion macroscopique en aucun point de l'encéphale.

On constate simplement une nappe de liquide rougeâtre, très peu épaisse d'ailleurs, à la convexité des hémisphères cérébraux, due probablement à la rupture d'un vaisseau capillaire de la pie-mère.

A la coupe du cerveau, pas de foyers hémorragiques.

Ces deux dernières observations IV et V sont particulièrement intéressantes et doivent attirer l'attention. Elles tendent à prouver que, dans ces deux cas, la coloration hémorragique n'était pas ponction de la fracture, mais bien ponction de la contusion. En effet, comme nous l'avons fait remarquer, ces fissures étaient extrêmement étroites. Il n'existait à leur niveau, ni déchirure des méninges, ni lésion de l'encéphale. Il n'y avait également pas d'hématomes intra-ou extra-dure-mériens aux points correspondants à ces fractures.

Il ne parait donc pas discutable que la coloration hémorragique du liquide céphalo-rachidien doive être rapportée, dans le premier cas, à l'épanchement constaté au niveau des lobes frontaux, épanchement dû à la contusion cérébrale indirecte et, dans le second cas, à la rupture probable d'un vaisseau pie-mérien et non pas aux fractures fissuraires, au niveau desquelles nous n'avons trouvé de lésions, ni du côté des méninges, ni du côté de l'encéphale.

Ces deux observations sont absolument superposables à celle publiée par M. Tesson, dans la *Gazette des Hôpitaux* du 22 août 1901.

OBSERVATION VI

(M. Tesson, interne des hôpitaux de Paris).

Un homme de trente-sept ans, Auguste R..., est amené le 22 juillet à l'hôpital Saint-Louis, dans le service de M. Ricard. Il est soutenu par deux brancardiers et marche en traînant péniblement les jambes, il a l'air profondément hébété, et ne répond aux questions qui lui sont adressées que par quelques mots dénués de sens.

Le seul renseignement qu'on ait sur lui, c'est qu'il est tombé d'une échelle la veille au soir, d'une hauteur de 2 mètres environ. On constate une plaie contuse au niveau de la bosse pariétale gauche, une ecchymose palpébrale du même côté, une contusion au sommet de l'épaule. Dès le lendemain, le blessé devient demi-comateux et reste tel les jours suivants; parfois, cependant, sa torpeur est coupée de courtes périodes d'agitation : il se lève, marche dans la salle. Le cinquième jour, son état paraît s'améliorer, mais le sixième, il retombe dans le coma : sa température qui s'était maintenue au voisinage de 37 degrés, s'élève à 38°4, 39°2. Il meurt au neuvième jour.

Une ponction lombaire fut pratiquée le 25, au quatrième jour : le liquide céphalo-rachidien était franchement hémorragique; il s'écoule par gouttes pressées et on en recueillit quelques centimètres cubes, uniformément teintées.

La ponction fut renouvelée le 29, au huitième jour : cette fois le liquide se montra absolument clair.

L'autopsie fut pratiquée à la morgue par M. le Dr Vibert, qui voulut bien nous permettre d'y assister. Sous la plaie du cuir chevelu existait une très étroite fissure qui, descendant de la base pariétale, atteignait l'oreille temporale suivait la suture temporo-pariétale, traversait la grande aile du sphénoïde, pour finir à la fente sphénoïdale. Cette fissure était remarquable par son étroitesse, par l'absence de tout écartement entre ses lèvres. A son niveau, la dure-mère n'était ni décollée, ni déchirée; la surface cérébrale correspondante était absolument intacte. Il n'y avait du côté de la fracture, aucune espèce d'hémorragie. Mais, du côté opposé, la face externe du lobe sphénoïdal offrait des lésions de contusion destructive assez étendues et un épanchement sanguin en nappe recouvrait presque toute la face externe de l'hémisphère cérébral.

OBSERVATION VII (personnelle).

Fracture du crâne. — Ponctions lombaires. — Guérison.

S... A.. , âgé de trente-cinq ans, fit une chute le 26 avril 1902, à 11 heures du matin, en voulant descendre d'un tramway électrique en marche. Dans la chute, la tête porta la première sur le pavé. Il perdit immédiatement connaissance et eut un écoulement de sang abondant par l'oreille droite. Vers les 2 heures de l'après-midi, il eut une forte épistaxis et des vomissements sanguins.

Il fut transporté le soir, à 9 heures, à l'hôpital et placé dans le service de M. le professeur Rey, salle Sedillot.

L'interne de garde qui le reçut, nous dit qu'au moment de son entrée, le malade était dans un état voisin du coma, répondant par des monosyllabes aux questions qui lui étaient posées.

Le lendemain 27, il était plongé dans un état d'hébétude très marqué. On constata l'apparition d'une ecchymose de la paupière supérieure gauche et d'une ecchymose rétro-mastoïdienne droite.

Le 28. — Même état. Apparition d'une ecchymose sous-conjonctivale très prononcée, affleurant à la cornée ; le malade se plaignait de la tête et de bourdonnements dans l'oreille droite.

Nous voyons le malade pour la première fois le mardi 29 avril à 2 heures de l'après-midi, trois jours après l'accident.

Nous le trouvons très prostré, se plaignant d'une violente céphalée en casque. Mais il a sa connaissance et répond à nos questions.

Pouls lent = 54. T. = 37°3.

Nous proposons une ponction lombaire et recueillons dans quatre tubes 40 centimètres cubes de liquide céphalo-rachidien, rosé, trouble par transparence. La teinte est identique dans les quatre tubes. L'examen immédiat du liquide révèle la présence de nombreux globules rouges. L'examen cytologique donne une formule leucocytaire normale.

Cette ponction au lieu de le soulager, augmenta sa céphalée qui devint plus marquée dans la soirée et s'accompagna de vomissements.

Le 3o. — Même état Céphalalgie toujours aussi intense.

Apparition d'une ecchymose à la paupière inférieure gauche.

Le 1er et le 2. — Etat stationnaire, cependant on constate une légère diminution de la céphalée. Le pouls est meilleur = 8o. T. = 36°6.

Le 3. — Les maux de tête reviennent aussi violents que les premiers jours Pensant pouvoir le soulager, nous lui proposons une deuxième ponction, qu'il accepte.

Deuxième ponction. — Nous retirons 45 centimètres cubes de liquide qui sort en jet assez puissant. Nous le recueillons également dans plusieurs tubes. Il est transparent et paraît clair ; mais en l'examinant comparativement à de l'eau filtrée contenue dans un autre tube à essai, on remarque qu'il est légèrement teinté en jaune.

Pendant la soirée les douleurs furent plus fortes que jamais et le malade nous accusa de les avoir augmentées par notre ponction.

Le lendemain 4. — Nous le trouvons plus tranquille. La céphalalgie ayant sensiblement diminuée depuis le matin.

P. = 8o. T.= 36°9. L'ecchymose palpétrale commence à pâlir.

Le 5. — P. = 78. T. = 37. Le malade ne se plaint plus que d'une légère douleur de tête et de bourdonnements d'oreilles.

Le 7. — Avant la sortie du malade, *nous faisons une troisième ponction* pour nous rendre compte de l'aspect du liquide. Nous en retirons 10 centimètres cubes. Il est redevenu absolument clair. Cette ponction ne produisit pas les effets fâcheux, des deux précédentes.

— —

OBSERVATION VIII (personnelle).

Fracture de la colonne vertébrale. — Ponction lombaire.

A... J..., maçon, âgé de vingt-huit ans, fait une chute le 7 juin 1902 à 4 heures, d'un 2ᵉ étage d'une maison en construction et tombe sur les reins sur des madriers. Il est transporté le lendemain à l'hôpital et reçu à la clinique chirurgicale.

A son entrée, il présente les signes d'une fracture de la colonne dorsale : gibbosité très accusée au niveau de la 8ᵉ et de la 9ᵉ vertèbre dorsale et une douleur très vive au niveau de cette déformation.

Il n'a ni incontinence, ni rétention des urines et des matières fécales. Il ne présente aucun phénomène de compression. Pas de troubles de la motilité ni de la sensibilité. Il se plaint seulement d'une rachialgie et d'une douleur en ceinture.

Ponction lombaire, le 8, à 11 heures du matin. Nous recueillons 15 centimètres cubes de *liquide nettement hémorragique*.

Le diagnostic de fracture fut affirmé par la radiographie qui fut faite quatre jours après l'accident.

Le malade est encore dans le service. Il est immobilisé dans un corset plâtré. Il n'a présenté à aucun moment depuis son entrée des phénomènes de compression.

OBSERVATION IX

(La partie clinique de cette observation est due à l'obligeance de notre ami le Dʳ Etienne Cabanes, chef de clinique chirurgicale).

Fracture de la colonne vertébrale. — Ponctions lombaires. — Liquide jaunâtre.

Le sujet de cette observation est un watmann, âgé de trente-cinq ans qui fut tamponné le 15 décembre à 8 heures du soir par un tramway électrique lancé à toute vitesse. Il fut admis à la clinique chirurgicale le même jour, à 10 heures du soir.

A son entrée, il présentait tous les signes d'une fracture de la 12e dorsale : déformation au niveau de cette vertèbre. Paraplégie, abolition de la sensibilité au niveau des jambes. Paralysie du sphincter anal, rétention d'urine.

Dès le troisième jour, ce malade réalisa des troubles trophiques qui se sont accentués depuis : eschare sacrée de la dimension d'une grande paume de main.

Ce malade a survécu. Actuellement, il est encore paralysé, les troubles sphinctériens persistent ; on est obligé de le sonder trois fois par jour. Son eschare s'est approfondie jusqu'à atteindre le sacrum et elle mesure 12 centimètres de long sur 8 de large. Cependant l'état général est relativement bon.

Grâce à l'obligeance de notre ami, le Dr Cabanes, il nous a été permis de suivre ce malade et de le ponctionner. Voici les résultats de nos ponctions.

Première ponction lombaire le 16 décembre à 10 heures du matin, quatorze heures après l'accident. Nous retirons 15 centimètres cubes dans trois tubes, de liquide céphalo-rachidien, couleur d'urine foncée, transparent.

Examiné au microscope, nous n'avons pas trouvé de globules rouges ni blancs dans ce liquide. L'examen spectroscopique ne nous permit pas de déceler trace d'hémoglobine. Enfin, nous avons recherché les cristaux d'hémine en traitant ce liquide par l'acide acétique monohydraté en présence du chlorure de sodium. La réaction fut négative.

Deuxième ponction le 20 décembre. — Le liquide présente la même coloration. La centrifugation ne donne pas de culot sanguin au fond du tube.

Troisième ponction le 27 décembre. — Nous retirons 20 centimètres cubes de liquide. Cette fois la coloration ambrée est moins prononcée.

Quatrième ponction le 4 janvier 1902. Nous recueillons

15 centimètres cubes de liquide jaunâtre comme les précédents, mais beaucoup plus clair.

Nous avons dû arrêter nos recherches à cause du voisinage des eschares sacrées qui augmentaient de dimensions et auraient pu être la cause d'une infection des méninges.

Mais nous sommes bien persuadés que les ponctions suivantes nous auraient donné du liquide de plus en plus clair.

DEUXIÈME GROUPE

Observations de fracture avec ponction négative

OBSERVATION X (personnelle).

Fracture du crâne. — Ponction lombaire. — Guérison.

Le 28 mars 1902. — A 5 heures du soir, le nommé P. P..., quarante-sept ans, postillon, fait une chute de voiture et tombe la tête la première sur l'asphalte Il perd immédiatement connaissance et est transporté dans une pharmacie où il reçoit d'un docteur les premiers soins. Le médecin lui tamponne les oreilles pour arrêter le sarg qui s'écoule abondamment des deux conduits auditifs, lui fait également un tamponnement des narines pour tarir l'épistaxis et l'envoie d'urgence à l'hôpital où il arrive à 9 heures du soir. Il est placé salle Larrey, service de M. le professeur Vincent.

A son arrivée il a déjà repris connaissance. L'otorragie est arrêtée, mais l'épistaxis continue. Il porte une plaie contuse au sommet du crâne qui est suturée au crin de Florence, au niveau de laquelle il n'y a pas de fracture des os sous-jacents.

Le lendemain 29, l'épistaxis se réduit à un léger suintement, qui va persister d'ailleurs pendant deux jours. Apparition d'une ecchymose palpébrale double. Le malade se plaint de la tête mais la douleur n'est cependant pas excessive.

3o mars. — Apparition d'une ecchymose sous-conjonctivale à l'œil droit, et d'une ecchymose à la paupière inférieure droite.

Dès lors, le diagnostic de fracture de la base s'impose. Sous quel aspect devons-nous trouver le liquide céphalo-rachidien ?

Nous proposons au malade une ponction lombaire pour le soulager de la céphalée dont il se plaint.

Ponction lombaire à 11 heures du matin. Nous recueillons 3o centimètres cubes de liquide dans trois tubes. Le *liquide est absolument clair.*

Dans la soirée les maux de tête deviennent plus intenses et persistent pendant toute la nuit.

3 mars. — Nous trouvons le malade plus calme, la douleur de la nuit est atténuée. Quatre jours après la ponction le malade se lève ; nous lui proposons une seconde ponction pour savoir si le liquide n'avait pas subi de transformation et n'était pas devenu hémorragique. Mais le malade, se souvenant de la céphalée dont il a souffert après la première soustraction de liquide, refuse et nous présente son billet pour sortir.

Il partit d'ailleurs très amélioré, sinon, guéri.

OBSERVATION XI

Observation due à l'obligeance de M. le Dr Sabadini, chirurgien à l'Hôpital de Mustapha.

Fracture de la voûte — Embarrure
Ponction lombaire — Mort. — Autopsie

X..., Arabe, âgé d'une trentaine d'années environ, entre à l'hôpital le 4 septembre 1901, salle Dupuytren.

Quatre jours auparavant, il était tombé sur la tête d'un échafaudage d'une hauteur de 5 mètres. Il portait trois plaies à la tête, dont deux n'intéressaient que les téguments et une troisième dans la région temporale au niveau de laquelle il y avait une dépression osseuse.

Le malade était atteint d'aphasie et présentait des symptômes de méningite très marqués : raideur de la nuque, signe de Kernig température élevée, etc... M. Lemaire, interne du service, fit *une ponction lombaire* pour analyser le liquide. Il en retira

20 centimètres cubes. Il était légèrement trouble, floconneux, mais sans coloration hémorragique.

Au microscope, absence de globules rouges ; mais l'examen cytologique permit de constater une polynucléose abondante. Trépanation le 6 septembre. Extraction des fragments osseux, drainage.

Le malade succomba le lendemain à l'opération.

Autopsie. — Méningite, mais pas de déchirure des méninges, ni caillot au point où se trouvait l'embarrure.

Pas de lésion apparente de la substance cérébrale.

OBSERVATION XII (Rendu).

Fracture du crâne. — Liquide clair.

Homme de quarante-six ans, entré à l'hôpital le 21 juin. Il est atteint d'aphasie et d'obnubilation cérébrale sans paralysie faciale ni hémiplégie des membres. Quelques jours auparavant, il était tombé de voiture. Cependant la peau du crâne ne présentait pas la moindre ecchymose, ni trace de contusion.

Très rapidement l'état de ce malade s'aggrave : il était somnolent, ne pouvait se tenir debout. Le pouls devient lent ; une légère parésie faciale apparaît à gauche ; la raie méningitique se développait très nette.

La ponction donne issue à un *liquide clair*, transparent, très légèrement teinté de jaune : contenant quelques lymphocytes mononucléaires semblables à ceux signalés dans la méningite tuberculeuse.

La présence de ces lymphocytes confirma le diagnostic de méningite tuberculeuse à laquelle on attribua la chute initiale. Deux jours après, le malade succombait présentant une hémiplégie gauche complète et élévation finale de la température (40°).

A l'autopsie on trouva une ecchymose sous-cutanée occupant la moitié postérieure de la tête, sans lésion du cuir chevelu ; une fracture linéaire entamant le pariétal gauche, la fosse tem-

porale moyenne, le frontal avec un prolongement sphénoïdal,
jusqu'à la rainure interpariétale, et enfin dans l'hémisphère cérébral gauche un double épanchement sanguin très abondant
comprimant le cerveau, situé d'une part entre la dure-mère et
le pariétal gauche et, d'autre part, un second épanchement occupant toute la moitié gauche du crâne et ayant déterminé un
ramollissement très accentué de l'écorce de cette moitié du
cerveau.

OBSERVATION XIII

Observation due à l'obligeance de notre ami le Dr Cabanes

Fracture de la colonne vertébrale.
Ponction lombaire. — Liquide clair.

Mlle A..., âgée de vingt-cinq ans, se précipite, le 1er décembre
1901, à 8 heures du soir d'une hauteur de 12 mètres, dans la
mer. On la trouve le lendemain matin et on l'amène immédiatement à l'hôpital dans un état grave.

Elle présente des contusions multiples de l'abdomen et de la
face et les signes d'une fracture de la colonne lombaire (deuxième
vertèbre, au niveau de laquelle se trouve une déformation). Le
diagnostic est confirmé par la radiographie positive.

Cette malade n'a présenté comme autres symptômes qu'une
légère parésie vésicale. Elle est actuellement guérie, mais la
déformation qu'elle avait au moment de son entrée s'est traduite
par un cyphose définitive.

M. le Dr Cabanes a bien voulu nous permettre de ponctionner
cette malade.

Une ponction lombaire lui fut faite le lendemain de son entrée
à l'hôpital, à 10 heures du matin, trente-six heures après la
chute. Nous avons recueilli 10 centimètres cubes de *liquide
absolument clair.*

OBSERVATION XIV

Observation due à l'obligeance de mon collègue et ami
le Dr Pelissard

Fracture de la colonne vertébrale

Le sujet de cette observation est un enfant âgé de onze ans,
Ch... Albert, qui tomba accidentellement d'un tramway à vapeur
en marche le 5 avril 1902. Il tomba sur le dos entre deux
traverses. Il perdit immédiatement connaissance et, lorsqu'il
revint à lui, il se plaignit d'une vive douleur dans la région
dorsale.

Il fut amené le lendemain, matin 6 avril, à l'hôpital de
Mustapha et fut reçu à la Clinique des Enfants.

A son entrée, il présentait une gibbosité à angle aigu au
niveau de la septième vertèbre dorsale, une douleur très nette
à la pression directe au niveau de cette déformation et une
douleur également très vive à la pression brusque sur les
épaules. Il avait en outre un peu d'empâtement dans cette partie
du dos et une vaste ecchymose.

Il n'avait pas de phénomènes de compression médullaire. La
sensibilité et la motilité étaient entièrement conservées. Pas de
troubles sphinctériens.

Cependant, malgré l'absence de ces phénomènes médullaires,
on pouvait affirmer l'existence d'une fracture de la colonne
dorsale, grâce à cette gibbosité très marquée et à la douleur au
niveau de cette déformation.

M. le professeur Curtillet pratiqua *une ponction lombaire* le
jour même à 10 heures du matin et retira dans trois tubes
20 centimètres cubes de *liquide parfaitement clair et limpide.*

L'enfant fut immobilisé dans la gouttière de Bonnet pendant
une dizaine de jours. Au bout de ce temps, on lui plaça un
corset plâtré. Muni de cet appareil, il fut amené par ses
parents.

TROISIÈME GROUPE

Observations de contusion cérébrale avec ponction positive.

Nous rangeons dans ce groupe des observations de malades qui, à la suite de traumatismes craniens, n'ont présenté que des symptômes de contusion cérébrale. Mais nous prévoyons les objections qui pourront nous être faites, puisqu'aucun de nos diagnostics n'a pu être vérifié à l'autopsie.

Cependant il y a tout lieu de penser que nos blessés ont été simplement atteints de contusion, car ils ont tous guéri très rapidement, sans avoir présenté de signes de fracture ni de compression.

OBSERVATION XV (personnelle).

Contusion cérébrale.— Ponction lombaire.— Liquide hémorragique.— Guérison.

28 novembre 1901. — A 4 heures de l'après-midi, une enfant de trois ans tombe la tête en bas d'un premier étage, d'une hauteur de 5 mètres. Relevée immédiatement, elle a tout à fait perdu connaissance. Elle est amenée deux heures plus tard à l'hôpital de Mustapha et est placée salle Bonnet, service de M. le professeur Curtillet.

Au moment de son entrée, l'enfant a déjà repris ses sens. Nous constatons une plaie en croix siégeant au niveau de la bosse pariétale gauche et une légère épistaxis. Elle n'a pas de trace d'otorrhagie.

Nous explorons la plaie avec le doigt et avec une sonde cannelée. L'os est dénudé de son périoste, mais ne présente pas de solution de continuité.

Ponction lombaire le soir même à 7 heures, trois heures après l'accident. Le liquide s'écoule par gonttes pressées. Nous en retirons 20 centimètres cubes que nous recueillons dans trois tubes. Le liquide est rose pâle et la teinte est identique dans les trois tubes,

Examiné au microscope, on trouve de nombreux globules rouges. Formule leucocytaire normale.

Quelques minutes après la ponction, la petite malade *se plaint de la tête et est prise de vomissements.*

Le lendemain 29, elle est très calme. Apparition d'une ecchymose palpébrale double sans ecchymose sous-conjonctivale et d'un bouquet d'herpès à la lèvre inférieure.

La température est assez élevée, 38 degrés, mais cette élévation thermique est due à une amygdalite aiguë dont la malade souffre depuis trois jours.

Le 3o, même état.

Le 2 décembre la malade est très bien, les ecchymoses palpébrales commencent à pâlir. Elle s'amuse avec ses petites camarades.

Nouvelle ponction pour nous rendre compte de l'aspect du liquide. Nous retirons 10 centimètres cube de liquide absolument clair.

A la suite de cette nouvelle ponction, la malade est encore prise de vomissements.

Elle sort huit jours après son entrée, complètement rétablie.

OBSERVATION XVI (personnelle)

Contusion cérébrale. — Ponction lombaire. —
Liquide hémorragique. — Guérison.

Le 13 avril 1902, à midi, le nommé X..., âgé de dix ans, mousse à bord d'une balancelle, fit une chute du haut du mât et tomba la tête en bas sur le pont du bateau. Il fut étourdi pendant un moment et reprit connaissance. Il fut conduit à l'hôpital à 2 heures de l'après-midi et placé dans le service de M. le professeur Curtillet, salle Guersaut.

A son entrée, il présentait de l'œdème de la paupière supérieure droite avec infiltration sanguine et une bosse séro-sanguine au niveau de la bosse frontale droite.

Il présentait en outre des traces d'épistaxis à l'orifice nasal droit. Pas de trace d'otorragie. Il était excité et se plaignait d'une douleur occipitale.

A 4 heures de l'après-midi, mon collègue et ami, le Dr Lemaire, fit une *ponction lombaire* et recueillit dans trois tubes 20 centimètres cubes de liquide céphalo-rachidien, uniformémert coloré, légèrement rosé et trouble par transparence.

Examiné le lendemain, ce liquide contenait du sang dans d'assez fortes proportions. L'examen cytologique donna une formule leucocytaire normale.

Dans la nuit, *le malade se plaignit d'une violente douleur dans la région occipitale.* Cette céphalalgie persista pendant deux jours.

Le malade sortit au bout du septième jour, complètement guéri, sans avoir présenté d'autres symptômes que ceux constatés le jour de son admission à l'hôpital.

OBSERVATION XVII (personnelle).

*Contusion cérébrale, — Ponctions lombaires. — Liquide
hémorragique.— Guérison.*

Le 12 mai 1902, à 9 heures du matin, le nommé P... Fernand,
mineur, trente-cinq ans, fut frappé au niveau de la bosse fron-
tate gauche par la branche d'une manivelle actionnant une grue.
Cette manivelle était animée d'un mouvement très rapide. Il fut
renversé et perdit immédiatement connaissance. Il resta dans le
coma pendant deux heures. Il n'eut ni épistaxis, ni otorragie. Le
médecin de l'assurance qui le vit sutura la plaie et envoya le
malade à l'hôpital.

Le malade arriva à l'hôpital le 13 au soir. Il fut reçu salle
Larrey, Nous le vîmes le 14 au matin au moment de la visite.

Il ne présentait rien de particulier, aucun signe de fracture.
Il se plaignait seulement d'une légère céphalée frontale.

Nous pratiquâmes une ponction lombaire le jour même à
10 heures et retirâmes dans cinq tubes 30 centimètres cubes de
liquide couleur rose chair. La teinte était de même dans les
différents tubes.

*Pendant toute la journée il se plaignit d'une douleur de tête
très vive.* Cette douleur persista pendant la nuit et la journée
du lendemain.

Le 16, deuxième ponction. — Cette deuxième ponction fut
proposée au malade pour le soulager des maux de tête. Nous
retirâmes 25 centimètres cubes de liquide moins coloré que le
premier. Les douleurs s'atténuèrent pendant la ponction, pour
disparaître complètement à la fin de la ponction ; mais immédiatement après la sortie de l'aiguille, *le malade se couvrit de
sueurs, eut des nausées, puis des vomissements bilieux très
abondants..* Ces vomissements persistèrent pendant toute la
soirée et furent arrêtés par l'administration de glace.

La céphalée ne reparut plus. Le malade sortit en permission
le 21, puis définitivement le 23 complètement guéri.

OBSERVATION XVIII

(Due à l'obligeance de mon ami le Dr Pélissard.)

*Contusion cérébrale. — Ponction lombaire. — Liquide
hémorragique, — Guérison.*

L'enfant que nous recevons dans le service est âgé de huit ans.

Il vient de faire une chute de 8 mètres environ vers 8 heures du matin. Il est 10 heures lorsqu'il arrive à l'hôpital.

Il est sans connaissance. Il n'a eu ni ottorragie, ni épistaxis, ni écoulements de sérosité par le nez ou les oreilles.

A l'entrée, on constate un gonflement avec ecchymose de la région malaire droite et une contusion au niveau de la bosse frontale droite.

Il a, en outre, une fracture des os de l'avant-bras droit au tiers inférieur.

Pas de contracture, pas de paralysie. Pas de troubles sphinctériens. Dans la journée, il est très agité.

Température uormale.

Le lendemain, 28 mai, l'enfant a repris connaissance, mais il présente les mêmes phénomènes d'excitation. L'ecchymose de la région malaire est plus accentuée. Apparition d'une ecchymose palpébrale droite. Pas d'ecchymose sous-conjonctivale.

29 mai. — Le petit malade est plus calme. Pas de température.

30 mai. — *Ponction lombaire* pour constater la présence du sang. On retire dans trois tubes 20 centimètres cubes de liquide jaune clair, trouble par transparence, floconneux et présentant des ondes soyeuses quand on l'agite.

L'examen révèle la présence de globules rouges et blancs dans de très faibles proportions.

Les parents retirent leur enfant de l'hôpital le 1er juin. A sa sortie, l'enfant ne se plaint plus, ses ecchymoses commencent à pâlir.

OBSERVATION XVIII [bis] (personnelle).

Contusion cérébrale. — Ponction lombaire.
Liquide hémorragique. — Guérison.

Le mardi, 17 juin 1902, à 3 heures de l'après-midi, le jeune
C... Joseph, âgé de sept ans, fit une chute d'une hauteur de
5 mètres. La tête porta la première. Il perdit immédiatement
connaissance. Il n'eut ni épistaxis ni otorragie.

Il fut amené, une heure après l'accident, à l'hôpital, salle
Guersant. Au moment de son entrée, il était encore dans un
état comateux. Il resta ainsi pendant deux heures au bout desquelles il reprit ses sens et se plaignit de la tête.

Nous vîmes le malade le 19, le surlendemain de son entrée. Il
portait une bosse séro-sanguine au niveau de la bosse frontale
gauche. Pas d'ecchymose sous-conjonctivo-palpébrale, ni mastoïdienne.

Il avait l'air profondément hébété. Les pupilles fortement dilatées. P. = 5o, T. = normale.

Nous fîmes une ponction lombaire et retirâmes, dans trois
tubes, 20 centimètres cubes de liquide rosé.

Le lendemain, 20, l'enfant était plus gai. P. = 70.

Les parents le retirèrent de l'hôpital le 21. Il était très amélioré et ne se plaignait d'aucune part.

OBSERVATION XIX (Rochard).

(Observation recueillie par M. Lemaître, interne de service.)

Contusion cérébrale. — Ponction lombaire. — Guérison.

Le 12 juillet 1901, à 6 heures du soir, le nommé S..,, cinquante-trois ans, en fermant la porte du wagon qu'il venait de charger, a reçu sur la tête le vasistas de fermeture. Le blessé s'abat, perd immédiatement connaissance. On le relève et on l'apporte en voiture à l'hospice d'Ivry, où il arrive à 7 heures du soir.

Examen. — Coma presque complet ; le blessé répond parfois aux questions par une plainte monotone. Le regard est fixe, lorsque, par suite d'une forte excitation, le blessé ouvre les yeux. Les quatre membres sont immobiles, les muscles relâchés. La face n'est pas déviée. Le blessé ne laisse échapper ni urines, ni matières.

De plus, on remarque sur le sommet de la tête, une petite plaie anfractueuse de 1 centimètre de long à direction frontale et produite par le tenon du vasistas ; le stylet conduit jusqu'à l'os dénudé, mais qui paraît intact.

A 9 heures du soir. — Le blessé a repris un peu ses sens. Pas de paralysie, ni des membres, ni de la face ; pas de signes de compression. La parole est assez nette et bien articulée. Pas de troubles respiratoires, pas de convulsions ; le pouls est normal. Le malade urine seul, la température est à 37° 1.

Le lendemain à 9 heures du matin. — La nuit a été relativement bonne, pas de fièvre, pas de paralysie ; bon état général malgré l'abattement.

Première ponction lombaire à 10 h 1/2, pratiquée pour contrôler ou non la présence du sang.

On pénètre facilement : on retire, dans deux tubes, 4 centimétres cubes de liquide céphalo-rachidien, légèrement coloré, et qui, par centrifugation, donne dans les deux tubes un petit caillot sanguin très net.

Deuxième ponction lombaire à 5 h. 1/2 du soir, pour éviter l'erreur qui aurait pu donner le sang draîné par l'aiguille dans sa traversée jusqu'à l'espace sous-arachnoïdien. On laisse écouler 4 centimètres cubes de liquide avant d'en recueillir 4 autres centimètres cubes en deux tubes, qui donnent encore un caillot sanguin aussi volumineux que le matin, par centrifugation.

L'état du malade s'améliore considérablement; il s'alimente. Pas d'ecchymose secondaire, pas d'écoulement par l'oreille ni le nez, mais il se plaint d'une céphalée assez intense.

Troisième ponction le 15 juillet (trois jours après l'accident). Faite dans les mêmes conditions que la deuxième, mais l'un des tubes du centrifugateur casse ; l'autre montre un tout petit caillot où le microscope révèle des hématies et quelques globules blancs.

Quatrième ponction le 19 juillet (sept jours après l'accident). Faite dans les mêmes conditions que les deux précédentes; ne permet plus de déceler la présence du sang.

Le malade va tout à fait bien ; il se lève depuis le 18 (dix jours après l'accident) et sort de l'hospice le 24 juillet 1901.

Il n'a pas été revu depuis, mais n'a probablement présenté aucun trouble, car, étant assuré, il serait certainement revenu demander un certificat.

OBSERVATION XX (Tuffier).

Contusion cérébrale. — Liquide hémorragique.

Un homme de cinquante ans a fait, le 7 décembre dernier, une chute d'un échafaudage de 2^{m}50 environ. La tête a dû porter contre une échelle (?). Perte de connaissance. Le malade est apporté à l'hôpital une heure et demie après son accident. Il a, à ce moment, sa connaissance complète. Il n'a eu ni épistaxis ni otorrhagie, ni écoulement de liquide séreux par l'oreille.

Le malade a craché un peu de sang, mais qui provenait d'une morsure à la langue.

A l'entrée, on constate une plaie du pavillon de l'oreille, du côté gauche, et une plaie du cuir chevelu dans la région temporale du même côté. L'exploration de cette dernière ne révèle ni enfoncement, ni fissure. Pas de paralysie, absence complète de signes diffus ou localisés, témoignant d'une fracture du crâne ou d'une contusion cérébrale.

Ponction lombaire — Le liquide sort sous une forte pression. le jet est projeté à 15 centimètres de l'aiguille. Le liquide recueilli dans trois tubes, est franchement sanguinolent, de couleur rouge cerise, un peu plus foncé dans le premier tube.

Depuis l'entrée du malade, aucun signe nouveau n'est apparu, ni écoulement de sang, ni ecchymose conjonctivale, etc. Le malade se plaint seulement de bourdonnements d'oreille du côté gauche, de maux de tête du même côté. Dans la station debout, il est pris d'étourdissements et d'éblouissements.

CONCLUSIONS

I. La coloration hémorragique n'a qu'une valeur relative. Elle indique simplement qu'un traumatisme s'est accompagné d'un épanchement sanguin intra-dural.

II. Tout traumatisme cranien ou rachidien, qu'il produise ou non une lésion osseuse, peut s'accompagner de cette variété d'épanchement.

III. La ponction lombaire est donc incapable de servir à établir le diagnostic différentiel entre la contusion cérébrale et la fracture.

IV. Il faut encore faire des réserves sur sa valeur pronostique, mais cependant le pronostic parait d'autant plus grave que le liquide est plus coloré.

V. Quant à la valeur thérapeutique, elle a besoin d'être encore étudiée. Ses effets sont inconstants. Si elle a soulagé certains malades, elle a eu des effets fâcheux sur d'autres en produisant des malaises, passagers il est vrai, mais fort désagréables, tels que vomissements, vertiges, céphalée.

BIBLIOGRAPHIE

Bar, le Liquide céphalo-rachidien hémorragique (Soc. de Biologie, 6 juillet 1901).

Breitung, Central f. Chirurg., 1889, n° 49.

Chipault, la Ponction lombo-sacrée (Académie de Médecine, 6 avril 1897).

Dejerine et Thomas, Maladies de la moelle (Traité de médecine de Brouardel et Gilbert, t. IX).

Duret, Traumatismes cérébraux (th. Paris, 1878).

Fürbringer, Zur Klinik der Lumbalpunction (Berlin klin. Woch. 1897).

Gautier (A.), Leçons de chimie biologique normale et pathologique.

Gérard-Marchant, Considérations cliniques, anatomiques, etc., sur rupture de l'artère méningée (th. de doctorat, 1881. Paris).

— Société de Chirurgie, 12 février 1902.

Gilbert et Herscher, sur la Diminution de la coloration du sérum sanguin (Société de Biologie, 23 novembre 1901).

Güssenbauer, Prager med. Wochenschr., 1893.

Jacquet, Société anatom., 1883.

Juvara, Topographie de la région lombaire en vue de la ponction du canal rachidien (Semaine médicale, 26 février 1902).

Kyliani (Otto), New-York med. Journ., 14 mars 1896.

Milian, Les accidents de la ponction lombaire et les moyens de les éviter (Semaine médicale, n° 25, 28 juin 1902).

Netter, Semaine médicale, 1898.

Poirier, Société de Chirurgie, 4 décembre 1901.

Quincke, Berliner klinisch Wochenschrift, 21 sept. 1891, nº 38. Die Lumbolpunction des Hydrocephalus.

Rémond, thèse Paris, 1873.

Reynier, Société de Chirurgie, 11 décembre 1901.

Ricard, Gaz. Hôpitaux, 1889.

Rochard, Société de Chirurgie, 4 décembre 1901.

— Presse médicale, nº 35, 1902.

Sicard, Chromodiagnostic du liquide céphalo-rachidien dans les hémorragies du névraxe (Société de Biologie, 30 nov. 1901).

Stadelmann, Klinische Ezfahrungen über die Lumbalpunction (Berlin, klin. Wosch., 1897).

Tesson, Contribution à l'étude de la ponction lombaire dans les fractures du crâne (Gazette des Hôpitaux, 22 août 1901, nº 96).

Testut, Traité d'Anatomie humaine.

Tuffier et Milian, Société de Biologie, 25 mai 1901.

— Société médicale des Hôpitaux, 12 juillet 1901.

— Société de Chirurgie, 17 juillet 1901.

— Société de Chirurgie, 6 novembre 1901.

— Société de Chirurgie, 4 décembre 1901.

— Presse médicale, 5 mars 1902.

Wagner et Stolper, Deutsch. Chirurg., 1898. Lief 40.

Widal, Société de Biologie, novembre 1901.

Wiesmann, Deutsch. Zeit f. Chir., 1885. Bd XXI, XXII.

TABLE

www.ingramcontent.com/pod-product-compliance
Ingram Content Group UK Ltd.
Pitfield, Milton Keynes, MK11 3LW, UK
UKHW021645130726
13696UKWH00004B/1409